AF310642

NOUVEL
AVIS AU PEUPLE,

SUR

L'ART DE GUÉRIR RADICALEMENT,

SANS MERCURE,

LES MALADIES SECRÈTES, RÉCENTES OU INVÉTÉRÉES,

PAR LA MÉTHODE VÉGÉTALE

DU DOCTEUR DUCLUZEAU.

Le Docteur en médecine, ex-Chirurgien interne des hôpitaux, Elève de la Faculté de Médecine de Paris et de son Ecole pratique, ancien Professeur de chimie-médicale, etc., auteur de ce Manuel, donne ses Consultations tous les jours, de 10 *heures du matin à* 4 *heures du soir,*

Rue de la Monnaie, n° 7, près le Pont-Neuf, à Paris.

(Un tableau indicatif, portant le nom du docteur Ducluzeau, auteur de la méthode, est placé ...

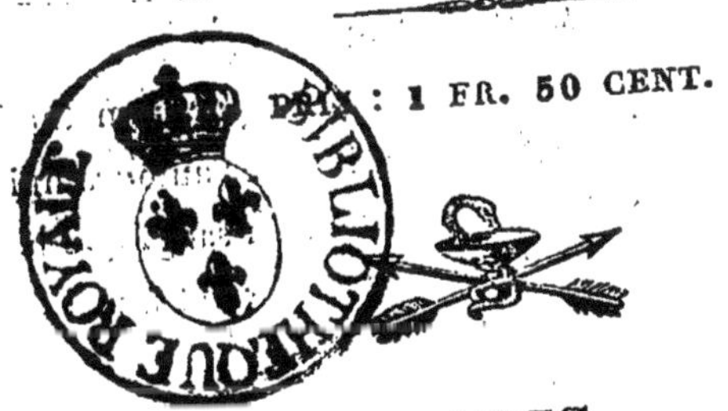

PRIX : 1 FR. 50 CENT.

PARIS,

DE L'IMPRIMERIE DE DAVID, BOULEVART POISSONNIÈRE,
N° 6.

OBSERVATION IMPORTANTE.

La Méthode végétale du docteur Ducluzeau, connu depuis plus de 35 ans par ses heureux résultats et ses avantages incontestables sur tous les moyens proposés jusqu'à ce moment, et particulièrement sur ces nouvelles *préparations* qu'on offre de toutes parts à la crédulité publique, et dans lesquelles le *mercure* et *le baume de Copahu* sont plus ou moins adroitement déguisés, s'administre dans le plus grand secret, même en voyage, sans régime sévère, et surtout sans exposer les malades aux accidens funestes déterminés par ces remèdes dangereux, qui, en répercutant le vice syphilitique sans le détruire, produisent souvent une infection générale qui peut, dans beaucoup de cas, compromettre même l'existence des malades. Ce traitement peut d'ailleurs se modifier suivant l'âge, le sexe et le tempérament.

Les femmes irritables et nerveuses, les personnes dont l'estomac est délicat, celles enfin épuisées par les *mercuriaux*, n'ont rien à douter d'un mode de traitement basé sur l'emploi des végétaux, se présente, et quel que soit son degré d'ancienneté, sous quelque forme qu'il sans jamais déterminer d'accidens consécutifs, ni altérer la santé.

Des milliers de malades, traités et guéris par la méthode végétale du docteur Ducluzeau, peuvent attester aujourd'hui l'efficacité de ce moyen, véritable régénérateur du sang, que la classe ouvrière emploie sans abandonner ses travaux, et à peu de frais.

DE LA SYPHILIS,

OU

MALADIE VÉNÉRIENNE,

VULGAIREMENT DÉSIGNÉE SOUS LE NOM DE VÉROLE.

La Maladie vénérienne, dont l'origine paraît se perdre dans la nuit des temps, ainsi que nous chercherons à le démontrer par la suite, est une affection tellement grave, et dont les conséquences sont si funestes, que c'est un devoir pour le médecin, accoutumé à combattre ce désastreux fléau de l'espèce humaine, de chercher à éclairer les hommes sur les dangers qui les menacent, du moment où ils s'en trouvent attaqués; sur les symptômes généraux que cette affreuse maladie présente dans ses divers degrés de développement, et enfin de leur faire connaître les moyens curatifs qu'ils doivent employer, pour la guérir radicalement sans employer *le mercure*, regardé pendant des siècles comme le remède héroïque, le *salvator mundi*, et qui cependant peut être remplacé avec avantage par l'administration méthodique des végétaux, lesquels ne sont pas susceptibles, comme certaines préparations de ce métal, de déterminer des effets funestes et souvent incurables.

On a fait beaucoup de livres sur la Syphilis, depuis son origine jusqu'à nos jours; mais en général ils sont ou beaucoup trop scientifiques pour être compris par les gens du monde, ou trop visiblement rédigés dans le dessein de tendre des piéges à l'inexpérience des malades; de sorte qu'il manquait, aux nombreuses victimes de la maladie vénérienne, un Manuel susceptible de leur tracer la véritable route à suivre, pour échapper à l'ennemi cruel qui les menace.

D'après ce que je viens de dire, je n'ai pas besoin de faire remarquer à mes lecteurs que mon intention n'est pas de donner un ouvrage *ex-professo* sur la matière, assez d'hommes illustres

(4)

par leur savoir et leur mérite ont écrit sur cet important objet.
Je desire, au contraire, présenter au public un abrégé rapide et
positif de ce qu'on sait aujourd'hui sur la Syphilis; et, évitant
avec soin toutes les digressions inutiles, marcher droit au but, en
m'appuyant sur des faits et sur les résultats d'une très-longue pratique; heureux si je parviens à remplir une tâche que je m'im-
pose avec zèle et courage, au moment où l'art que j'exerce avec
quelque succès depuis 35 ans, j'ose le dire, est envahi par le charlatanisme le plus déhonté; et plus heureux encore si, en prenant
la plume, je puis faire quelque bien à mes semblables en leur faisant entendre la vérité.

HISTOIRE DE LA SYPHILIS, SA NATURE, SON DÉVELOPPEMENT
ET SES DANGERS.

En réfléchissant sur la nature et les symptômes de la Syphilis, et en comparant les opinions émises par les médecins
qui ont écrit sur son origine depuis son apparition en Europe,
on est forcé de chercher sa source primitive chez les peuples
de la plus haute antiquité, et particulièrement chez les Hé-
breux, qui étaient évidemment infectés d'une maladie dont tous
les signes ont une grande connexité avec ceux de l'affection que
nous désignons sous le nom de *gonorrhée,* ou écoulement par les
parties génitales, et contre laquelle Moïse avait institué des lois
très-sages, ainsi que le prouve le passage suivant du *Lévitique,*
ch. 15, v. 2 et suivans :

« Si un homme a un écoulement de matière (*fluxum seminis*),
«il sera impur. On reconnaît qu'il est dans ce cas lorsqu'une hu-
«meur s'attache à sa chair (*sa verge*). Le lit où il aura couché et
«le siége sur lequel il se sera reposé seront impurs, etc.

« Si celui qui souffre cet accident est guéri, il comptera sept
«jours après en avoir été délivré, et ayant lavé ses habits et tout
«son corps dans des eaux vives, il sera pur, etc. »

Il paraît donc évident que la gonorrhée existait en Orient et
qu'elle était contagieuse, même à un plus haut degré que chez
les modernes, puisqu'on prescrivait à cette époque d'éloigner et

de séquestrer les infectés, et que le législateur des Juifs voulait même qu'un vase ayant servi à un malade de cette nature fût brisé, plutôt que de passer à l'usage d'une personne saine.

D'ailleurs, tous les auteurs des temps reculés et ceux du moyen âge parlent de diverses maladies de la peau et des parties génitales, parfaitement en rapport avec les pustules, les ulcérations, les végétations, les écoulemens, que nous observons aujourd'hui, et qui sont des variétés de la Syphilis; ce qu'on peut prouver par les divers passages des œuvres d'*Hippocrate*, d'*Hérodote*, de *Celse*, de *Juvénal*, de *Dioscoride*, de *Galien*, d'*Oribase*, de *Paul d'Ægine*, etc.

Passons actuellement à son développement parmi nous.

Un grand nombre d'écrivains célèbres pensent que la vérole nous a été apportée du Nouveau-Monde, et que son apparition en Europe, et particulièrement en France, remonte seulement à l'invasion de Charles VIII en Italie, en 1494, et du contact de ses soldats avec des femmes infectées par les troupes que Ferdinand, roi d'Aragon, avait envoyées en mai 1495, et parmi lesquelles se trouvaient beaucoup d'hommes qui avaient été des expéditions de Cristophe Colomb, en 1492 et 1493, et qui étaient attaqués, pour la plupart, dit-on, de la syphilis, maladie endémique dans les pays nouvellement découverts.

Ce raisonnement, qui paraît plausible au premier abord, ne soutient pas cependant une froide et sage critique; et lorsqu'on observe que, vers ce temps, et même après la deuxième expédition de l'illustre navigateur, aucun symptôme de la vérole n'a été signalé en Espagne par les historiens et les médecins du temps, qui n'auraient pas manqué, ce nous semble, de relater un fait aussi important et si digne de fixer leur attention, on est porté à douter de ces assertions.

Ce qui doit encore fortifier nos doutes relativement à l'importation de cette maladie par la flotte de Colomb, ce sont les réglemens de 1347, donnés à Avignon sur les *lupanars* (maisons de débauche), par Jeanne Ire, reine des Deux-Siciles et comtesse de Provence, près de 150 ans avant la découverte de l'Amérique, et ceux de Londres en 1163 et en 1430, dans lesquels on signale l'*Ar-sure* et la maladie horrible de la *brulure* (malum nefandum), dont les prostituées étaient infectées à ces époques.

Voici l'article IV des statuts donnés par la reine Jeanne, transmis par Astruc :

« La reine veut que tous les samedis, la baillive et un chirur-
« gien préposé par les consuls, *visitent* chaque courtisanne ; et
« s'il s'en trouve quelqu'une qui ait contracté du *mal provenant de*
« *paillardise,* qu'elle soit séparée des autres pour demeurer à part,
« afin qu'elle ne puisse point s'abandonner, et qu'on évite *le mal*
« que la jeunesse pourrait prendre. »

Il résulte de ce que je viens d'exposer, et qui nous paraît con-
cluant, que la Syphilis existait en Europe long-temps avant la première expédition d'Amérique ; mais que ce n'est que vers 1494 ou 1495 qu'elle s'est manifestée en France, et particulièrement à Paris, de manière à fixer les regards des hommes de l'art et de l'autorité, comme le prouve un acte du Parlement de cette ville, qui remonte à 1496, où il est dit :

« Aujourd'hui, 6 mars 1496, parce qu'en cette ville de Paris y
« avait plusieurs malades de certaine maladie contagieuse, nom-
« mée *la grosse vérole,* qui depuis deux ans a grand cours dans ce
« royaume, etc. »

Cette époque, nous ne pouvons pas le dissimuler, coïncide avec notre invasion en Italie, et le nom de *mal de Naples,* que la Syphilis a long-temps porté, semble indiquer assez l'opinion qu'on avait à cette époque sur son origine ; mais nous pensons que le fait n'est pas démontré d'une manière assez positive pour l'admet-tre sans restriction, et c'est par ce motif que nous croyons devoir établir ici, en nous résumant :

1° Que la Syphilis était connue dès la plus haute antiquité, ainsi qu'il résulte des ouvrages des historiens arabes, grecs et romains, et du Lévitique, que nous avons cité plus haut ;

2° Qu'il paraît qu'elle s'est manifestée spontanément, mais sous des formes variées, dans plusieurs parties de l'Europe et à diverses époques ;

3° Que ce n'est guère que vers la fin du quinzième siècle, qua cette maladie a été observée avec soin sous le rapport de ses symptômes, son développement et son traitement curatif;

4° Et qu'enfin, son apparition paraît être en rapport avec le temps où la lèpre, l'éléphantiasis et les autres affections de la peau, si répandues et si funestes dans les douzième et treizième siècles, ont commencé à produire moins de désastres; ce qui semblerait prouver que la Syphilis n'en est qu'une dégénérescence, encore bien funeste à la vérité, mais pourtant moins effrayante, surtout depuis que les moyens curatifs sont plus sagement et plus exactement administrés, et les méthodes de traitement plus perfectionnées.

Il existe peu de virus aussi fugaces que celui de la vérole, et d'une transmission plus facile; aussi, outre la cohabitation avec une personne infectée, qui est la voie la plus directe, il peut s'inoculer par les baisers lascifs, les vases, les verres, une cuillère, encore imprégnés de miasmes syphilitiques. Les doigts chargés de virus, à la suite des attouchemens libidineux ou des pansemens du parties affectées peuvent, étant imprudemment appliqués aux lèvres, aux yeux, au nez ou aux mamelons des seins, etc. (toutes parties qui ne sont recouvertes que d'un épiderme très-délicat), introduire cette redoutable maladie dans l'économie animale. Il peut se transmettre également par une écorchure et par les voies insolites, que la nature et la société réprouvent, et produire des accidens déplorables. Enfin, il est constant que la Syphilis peut se transmettre à l'enfant par un père ou une mère infectés, ou par une nourrice vérolée. L'enfant malade, et ayant des ulcères à la bouche, est susceptible en tétant d'inoculer le virus à sa nourrice.

Cette affection, comme on voit, n'épargne ni le sexe, ni l'âge, ni le rang; une foule de voies lui sont ouvertes pour son introduction dans le système où elle peut se développer plus ou moins rapidement, et donner lieu aux désordres les plus funestes, don la terminaison est souvent la mort.

Le tableau suivant présente l'ordre dans lequel les symptômes de la Syphilis se présentent le plus ordinairement.

TABLEAU SYNOPTIQUE DE LA SYPHILIS.

On divise la Maladie vénérienne, Syphilis, ou Vérole, en deux Classes de Symptômes; Savoir :

1ʳᵉ CLASSE.

SYMPTÔMES PRIMITIFS OU RÉCENS.

Ils dérivent toujours de l'application immédiate du virus sur la partie où la maladie se développe.

On doit ranger dans cette classe :

1° La gonorrhée virulente, vulgairement appelée *chaude-pisse*, ou *blennorrhagie* des modernes. Cette maladie, très-commune de nos jours, peut

AFFECTER

1° Le canal de l'urètre chez l'homme, rarement chez la femme ;
2° Le vagin ;
3° Le prépuce et le gland, *c'est la gonorrhée bâtarde ;*
4° L'anus, chez les deux sexes ;
5° Les yeux ;
6° Le nez et quelquefois les oreilles.

SE COMPLIQUER

1° Du testicule vénérien, ou gonorrhée tombée dans les bourses ;
2° De rétentions d'urine, suite d'obstacles ou rétrécissemens du canal de l'urètre, lesquels sont la source de ces blennorrhées ou écoulemens chroniques que rien ne peut tarir, si ce n'est la cautérisation.

2° Les chancres primitifs sur le gland, le prépuce, les grandes et petites lèvres, etc. Ils déterminent souvent

1° Le phymosis.
2° Le paraphymosis, chez l'homme seulement.

3° Les pustules humides qui se développent sur la peau de la verge, des bourses, etc.

4° Les bubons qui viennent aux aines seulement.

2ᵉ CLASSE.

SYMPTÔMES CONSÉCUTIFS.

VÉROLE CONFIRMÉE ou CONSTITUTIONNELLE.

Ils résultent d'une infection générale plus ou moins ancienne, et paraissent le plus souvent à la suite de gonorrhées ou de chancres négligés. Ce sont :

1° Les chancres consécutifs ou ulcérations de la bouche, des lèvres, de la gorge, du voile du palais, du pharinx et même du larinx, de l'intérieur du rectum, etc. ;

2° Les pustules cutanées, qui se développent sur toutes les régions de la peau ;

3° Les bubons ou poulains des aisselles, des glandes du cou et près la mâchoire inférieure ; .

4° Les ragades ou fissures au fondement, aux mains, aux pieds, etc. ;

5° Les excroissances ou végétations qu'on observe aux parties génitales, au repli de l'anus, à la fourchette, etc. ; on les désigne par les noms de

Porreaux,
Verrues,
Choux-fleurs,
Condilômes,
Crêtes de coq ;

6° Les douleurs ostéocopes ;

7° Les exostoses ou gonflemens des os, les nodus, les tumeurs gommeuses ;

8° La carie des os ;

9° L'alopécie ou chute des cheveux ;

10° La destruction d'organes essentiels à la vie, le marasme et LA MORT.

Après avoir tracé à grands traits le tableau de la Syphilis, nous croyons utile, pour l'intelligence de nos lecteurs, de donner une description également rapide des organes externes de la génération dans les deux sexes, ce qui les mettra à même de nous suivre avec plus de facilité, lorsque nous parlerons du siége de la maladie qui nous occupe, et du traitement à suivre pour arriver à une parfaite guérison.

DES PARTIES GÉNITALES EXTERNES DE L'HOMME.

Elles se composent de la verge ou membre viril et des testicules.

I° LA VERGE ou PENIS est l'organe destiné à porter dans les parties génitales de la femme le sperme secrété par les testicules, et à donner issue à l'urine.

Cet organe, qu'on divise, pour faciliter sa description, en corps et en tête, se compose :

1° *Du gland*, qui forme l'extrémité du membre viril. C'est une espèce de cône dont le sommet est percé par l'orifice du canal de l'urètre. Sa base, qui embrasse le corps caverneux, forme un rebord saillant qu'on nomme la couronne du gland. Il est ordinairement recouvert par le prépuce, dont nous parlerons. Le tissu qui le compose est spongieux, érectile, assez dense, recouvert d'un épiderme très-mince. Le gland, particulièrement sa couronne et l'enfoncement qu'on remarque derrière elle, sont très-souvent le siége de la gonorrhée bâtarde, d'excoriations, de chancres et de nombreuses végétations.

2° *Du corps caverneux*. Il forme à peu près les deux tiers du volume de la verge et s'étend des branches du pubis, où il est attaché par deux racines à la base du gland. Il embrasse dans toute sa longueur le canal de l'urètre, et est essentiellement composé d'un tissu spongieux, érectile, renfermé dans une enveloppe fibreuse très-solide. Ce tissu, formé d'un nombre considérable de petites cellules qui communiquent toutes les unes avec les autres, contient une assez grande quantité de sang dans l'état ordinaire.

3° *Du canal de l'urètre*. C'est le canal excréteur du sperme et de l'urine tout à la fois. Il s'étend du col de la vessie à l'extrémité du gland, où il se termine par le méat urinaire ou orifice externe. Logé dans une gouttière que lui présente le corps caverneux et le gland, le canal de l'urètre occupe la face inférieure de la verge. Il a de 9 à 10 pouces de longueur et quelquefois jusqu'à douze. Le diamètre de ce canal est loin d'être le même dans toute sa longueur, et avant de s'ouvrir au dehors il se dilate assez fortement pour former ce qu'on nomme la *fosse naviculaire*, qui correspond au frein du gland, enfin il se rétrécit d'une manière notable vers le méat. La fosse naviculaire est assez ordinairement le siége primitif de la gonorrhée chez l'homme.

L'urètre est tapissé dans toute son étendue par une membrane muqueuse très-mince, continue avec celle qui recouvre le gland et le prépuce, d'un rouge vif près de l'orifice externe, pâle dans le reste de sa longueur, plissée dans ce sens, et garnie d'une infinité de follicules qui y versent un fluide lubrifiant. Vers son origine s'ouvrent les conduits éjaculateurs.

4° *De l'enveloppe cutanée et du prépuce.* Le membre viril est entièrement enveloppé de peau comme les autres parties du corps ; mais on observe que le tissu cellulaire sur lequel elle est appliquée ne contient jamais de graisse. Vers la tête de la verge la peau présente un prolongement plus ou moins long, suivant les individus, qu'on nomme *prépuce.* Il se termine par une ouverture ordinairement assez large pour permettre de découvrir le gland en faisant glisser le prépuce derrière la couronne. Il existe cependant des sujets chez lesquels cette ouverture du prépuce est trop étroite, et présente un phymosis naturel ; de sorte que le gland reste toujours couvert, ce qui n'est pas sans inconvénient, comme nous aurons occasion de le dire par la suite.

Le *prépuce* est formé de deux couches membraneuses, réunies par un tissu cellulaire très-lâche : l'une, externe, est la continuation de la peau ; la seconde, interne, de nature muqueuse, tapisse le prolongement, et, arrivée derrière la couronne, elle se réfléchit sur le gland, et pénètre dans l'urètre par son orifice externe. Le *frain* ou *filet* de la verge est un petit repli de cette membrane qui occupe le sillon inférieur du gland, au-dessous du méat, et qui, en remontant trop vers cette ouverture, courbe la tête du membre viril dans l'érection, et peut même s'opposer à l'acte vénérien. Vers la base du gland, la membrane interne du prépuce recouvre deux ou trois rangées de follicules sebacées qui secrètent un fluide onctueux et comme butireux, lequel facilite le glissement des parties; mais qui, en s'amassant en trop grande quantité, fermente, devient fétide, et peut déterminer de l'irritation et de l'inflammation sur des surfaces délicates, si on n'avait pas le soin d'en débarrasser la verge par des bains locaux de propreté. L'excision d'une partie du prépuce constitue *la circoncision* chez les Juifs.

II°. LES TESTICULES ou BOURSES, espèce de poche membraneuse, située derrière la verge, divisée en deux parties par une cloison. Ces deux cavités servent à contenir et à protéger *les testicules*, organes glanduleux destinés à secréter la matière spermatique.

Les bourses, séparées de l'anus par un intervalle assez large qu'on nomme *périnée*, sont enveloppées extérieurement par un prolongement de la peau, c'est le *scrotum*, remarquable par sa couleur généralement plus brune que les tégumens du corps, par ses rugosités lorsqu'il est contracté, et par la ligne saillante qui le divise en deux parties égales, à partir du fondement jusqu'à la racine de la verge. Cette ligne est appelée *raphé* (suture, couture).

Chaque testicule est suspendu dans la cavité destinée à le contenir, par le cordon spermatique, composé de l'artère et de la veine de ce nom, de filets nerveux et du canal déférent, conducteur du sperme.

Ce cordon remonte du testicule pour entrer dans l'abdomen, par l'anneau inguinal. Après son passage à travers cette ouverture, le canal spermatique s'isole, se courbe, pour se rapprocher de son semblable, reçoit dans son trajet les canaux des vésicules séminales, et s'ouvre bientôt après sous le nom de conduit éjaculateur, vers l'origine de l'urètre, par un orifice d'où s'échappe la matière prolifique au moment de l'éjaculation. On remarque sur la partie latérale externe du cordon spermatique le *muscle cremaster*, qui s'épanouit sur sa gaîne membraneuse, et se perd dans l'enveloppe des bourses. Il remonte le testicule vers l'anneau, dans sa contraction, et lui imprime de légers mouvemens dans l'acte vénérien.

La verge et les bourses, qui sont généralement pendantes et relâchées dans l'état ordinaire, changent d'aspect du moment où une irritation, mentale ou physique, vient réveiller pour ainsi dire l'énergie de ces organes. Alors les bourses se contractent, les testicules, mollement agités par les contractions du *crémaster*, secrètent davantage; le sang, qui abonde vers les corps caverneux et le gland, remplit bientôt les cellules nombreuses qui le composent, le membre viril se redresse, il entre en érection pour retomber, après la copulation, dans son état d'affaissement.

A l'âge de puberté les tégumens qui recouvrent le pubis et les aines se couvrent de poils, ainsi que le scrotum. Ils sont plus ou moins longs et fournis, et de couleur variée, suivant les individus. Le corps de la verge en est absolument dépourvu. On doit encore remarquer que toute la peau des parties génitales chez l'homme contient un nombre considérable de follicules sébacées.

DES PARTIES GÉNITALES EXTERNES DE LA FEMME.

L'ensemble des parties externes de la génération chez la femme se nomme *vulve* ou *pudendum*. Elles se composent :

1°. *Du mont de Vénus* ou *penil*, éminence arrondie, saillante, formée d'un coussinet graisseux recouvert par la peau, située au-devant du pubis, entre les aines, et garnie de poils plus ou moins frisés, chez l'adulte. Ils sont généralement plus courts que chez l'homme.

2° *De la vulve proprement dite.* Ouverture longitudinale placée au-dessous du mont de Vénus, et qui s'étend à environ un pouce de l'anus. L'intervalle qu'on nomme périnée est, comme on voit, beaucoup moins large que chez l'homme. Dans cette fente sont situés le clitoris, le méat urinaire et l'ouverture du vagin.

3° *Des grandes lèvres.* Elles occupent les deux côtés de l'ouverture de la vulve et sont formées de deux replis membraneux, plus ou moins saillans, suivant l'embonpoint de la personne.

Leur face externe, qui n'est qu'une continuation de la peau, se recouvre de poils analogues à ceux du mont de Vénus, à l'âge de puberté. Leur face interne est tapissée d'une membrane muqueuse, rosée comme les autres parties de la vulve. La *fourchette* résulte de la réunion inférieure des grandes lèvres près de l'anus. Derrière cette commissure se trouve un enfoncement qu'on nomme *fosse naviculaire.*

4° *Du clitoris.* Petit tubercule alongé, rougeâtre, érectile, ayant une grande analogie avec le gland chez l'homme ; situé à la partie supérieure et moyenne de la vulve, et souvent caché par les grandes lèvres. Le clitoris est entouré d'un repli membraneux, de manière à représenter un rudiment de prépuce. Chez quelques femmes fortement constituées il est long de plusieurs pouces, et simule, jusqu'à un certain point, le membre viril, excepté qu'il n'est pas perforé à son sommet. Du reste son organisation est la même, et il peut entrer en érection.

5°. *Des petites lèvres* ou *nymphes.* Elles naissent des parties latérales du clitoris et sont une continuation de son prépuce. Elles représentent assez bien deux crêtes membraneuses, rosées, érectiles, aplaties, appliquées à la face interne des grandes lèvres, sur lesquelles elles se terminent en s'amincissant vers la partie moyenne de l'ouverture vaginale.

Les petites lèvres, qui sont une duplicature de la membrane muqueuse de la vulve, manquent très-rarement, et chez certains peuples, elles sont d'une longueur démesurée.

6° *Du méat urinaire.* Ouverture du canal de l'urètre chez la femme, servant à l'émission de l'urine. Il est situé au-dessous du clitoris, entre les petites lèvres. Cet orifice est entouré d'un petit bourrelet formé de la membrane muqueuse dont nous avons déjà parlé. Le canal de l'urètre, chez la femme, n'a qu'un pouce de longueur, et est susceptible d'une grande dilatation. Il est rarement le siége de la gonorrhée.

7° *Du vagin.* C'est un canal membraneux, long de six à huit pouces, cylindroïde, placé entre la vessie et le rectum, ouvert en bas au milieu de la vulve, et embrassant par son extrémité supérieure le col de l'utérus (*matrice*). Ce canal, qui reçoit le membre viril dans le coït, est presque vertical. Il est tapissé d'une membrane muqueuse comme toutes les parties externes de la génération, de couleur vermeille, particulièrement en bas, toujours enduite d'un fluide lubrifiant, plus ou moins épais, et qui est fourni par un nombre considérable de pores ou follicules muqueuses. Cette surface est ridée, notamment près de la vulve. L'entrée du vagin, située au-dessous du méat urinaire, est en grande partie fermée chez les jeunes filles, encore vierges, par une membrane qu'on nomme *hymen*, et qui a toujours été regardée, à tort ou à raison, comme le signe de la virginité. Cette membrane, très-variable dans sa forme et sa grandeur, ferme quelquefois l'orifice du vagin et s'oppose à l'écoulement des règles. Brisée et déchirée dans l'acte vénérien, elle donne naissance à des petits tubercules charnus, d'un rouge plus ou moins vif, dont le nombre est de 3 à 5 et même 6; et comme par leur figure ils ressemblent assez à la feuille du myrte, on les nomme *caroncules myrtiformes*.

Le vagin renferme spécialement, dans la partie inférieure de ses parois, une couche assez épaisse d'un tissu spongieux érectile, et un muscle qui se contourne autour de son orifice, de manière à rétrécir son ouverture par ses contractions. On le nomme *constricteur du vagin*.

1° DE LA GONORRHÉE VIRULENTE,

ou

CHAUDE-PISSE. *BLENNORRHAGIE* DES MODERNES.

Il est constant, ainsi que nous l'avons dit plus haut, qu'il existait du temps de Moïse une maladie contagieuse très-redoutée qui consistait en un écoulement de matière puriforme par les parties génitales; mais il paraît qu'en Europe la maladie vénérienne ne s'offrit pas d'abord sous cette forme, et que ce n'est guère que vers le milieu du 16ᵉ siècle, que les écoulemens furent bien connus et décrits avec soin.

Pendant long-temps les médecins ont pensé que la chaude-pisse, qui de nos jours est très-fréquente, était un écoulement de se-mence, *fluxum seminis*, ce qui lui avait fait donner le nom de *go-norrhée*; mais, comme nous savons aujourd'hui que la matière de l'écoulement est le résultat de l'action portée sur la muqueuse qui tapisse les parties génitales, par le virus ou le principe irri-tant, on nomme cette maladie *blennorrhagie*, qui signifie *écoulement de mucus*.

Cette affection, qui est le plus ordinairement contagieuse, peut attaquer le canal de l'urètre, le prépuce, le gland, le vagin, etc. Elle est susceptible, par suite de la débauche la plus condamnable, de se développer à l'anus, enfin on voit très-souvent la gonorrhée disparaître tout-à-coup de son siége primitif pour se porter aux yeux, au nez, etc., et déterminer des accidens plus ou moins fu-nestes.

GONORRHÉE OU CHAUDE-PISSE CHEZ L'HOMME.

L'époque d'invasion de la gonorrhée après un coït impur n'est pas bien déterminée, mais c'est ordinairement du premier au hui-tième jour que l'écoulement se manifeste. On a vu des gonorrhées paraître très-peu d'heures après l'acte vénérien, et d'autrefois, ra-ment à la vérité, rester sans développement un mois et plus.

Le malade reconnaît en général qu'il en est attaqué par un léger chatouillement qui se fait d'abord sentir au bout de la verge. Bientôt après surviennent des cuissons, de la chaleur en urinant, et une excrétion par le canal de l'urètre d'un fluide limpide, qui, en séchant sur le linge, se colore en vert plus ou moins intense; le méat urinaire devient rouge et ses parois se collent de temps en temps. Peu de jours après, augmentation de tous les symptômes, ardeur d'urine, quel-quefois impossibilité d'évacuer ce fluide autrement que goutte à goutte avec des cuissons insupportables, gonflement du gland qui devient d'un rouge foncé, écoulement plus abondant et plus coloré en vert, érections intolérables, particulièrement la nuit; douleurs profondes dans le canal de l'urètre, qui se font souvent ressentir dans les cordons spermatiques, les testicules et les lombes, et jusqu'au rectum, avec engorgement plus ou moins prononcé des glandes des aines.

La gonorrhée, qui dans le début paraissait occuper chez l'homme *la fosse naviculaire*, laquelle correspond au frein du gland, et qui semble être le plus ordinairement le siége primitif de l'inflammation, s'étend dans une grande longueur du canal de l'urètre, quand la maladie est très-aiguë, et constitue alors ce qu'on nomme *chaude-pisse cordée*. La verge, dans ce cas, reste courbée au moment des érections, qui deviennent d'autant plus pénibles, et le malade rend quelquefois avant ou après l'émission de l'urine une assez grande quantité de sang pur ou mêlé avec la matière de l'écoulement. Enfin, l'inflammation se propage souvent jusqu'à la glande prostate et au col de la vessie, et donne naissance à des rétentions d'urine et à des abcès fistuleux urinaires plus ou moins fâcheux.

L'appareil inflammatoire que nous venons de décrire acquiert de l'intensité jusqu'au quinzième, vingtième ou vingt-cinquième jour, quelquefois plus, mais rarement. Alors les symptômes d'acuité décroissent, l'écoulement devient moins abondant, plus visqueux, et prend une couleur jaunâtre pour passer bientôt après à la teinte blanche ou légèrement cendrée. Enfin il finit le plus ordinairement par s'épuiser, si le traitement a été méthodiquement fait; mais il n'est pas rare de le voir persister avec des teintes variées, et devenir chronique.

On voit quelquefois des écoulemens très-abondans par le canal de l'urètre, sans que les malades éprouvent les douleurs et les symptômes graves que nous venons de décrire; mais il serait dangereux d'en conclure pour cela que l'affection n'est pas vénérienne; car l'expérience nous démontre tous les jours qu'il ne faut pas abandonner à eux-mêmes ces sortes d'écoulemens, qu'on est malheureusement trop porté à regarder comme *benins*, ni les considérer trop légèrement.

Nous devons cependant le dire ici : quelques écoulemens ne sont pas vénériens, et tous les symptômes que nous venons de décrire pour les divers degrés de la gonorrhée, peuvent dériver d'un autre genre d'irritation portée sur le canal de l'urètre. Ainsi les excès des boissons fermentées, l'usage immodéré de la bière, l'équitation,

2

l'introduction des sondes et bougies dans le canal, les injections irritantes, un coït imprudemment répété, et surtout la cohabitation avec une femme qui a des fleurs blanches souvent très-âcres, avant ou après les règles, peuvent déterminer un écoulement même très-inflammatoire ; mais, comme il n'existe pas de ligne de démarcation tranchée entre *une gonorrhée virulente et un simple échauffement ;* et que ce problème reste encore à résoudre, malgré les raisonnemens plus spécieux qu'exacts de certains auteurs systématiques, le moyen le plus positif pour ne pas courir de chances fâcheuses, est de faire dans tous les cas un traitement méthodique, sans s'obstiner à abandonner aux forces de la nature une maladie qui peut devenir aussi funeste. C'est ainsi par exemple que nous voyons journellement des chancres, des bubons, des pustules, des ulcérations de la gorge et du nez, des exostoses, etc., à la suite d'une gonorrhée, réputée bénigne, intempestivement arrêtée.

Tous les praticiens qui observent avec soin la maladie qui nous occupe en ce moment, admettent sans restriction ce principe dont on ne doit jamais s'écarter : « La matière d'une *gonorrhée* peut pro- « duire ou la gonorrhée, ou le chancre, ou la vérole ; et la matière « d'un *chancre* peut aussi donner lieu à la gonorrhée, au chancre « ou à la vérole. (*Hunter.*) »

Quelques médecins de nos jours, et des personnes intéressées à vendre *leurs remèdes* qui ne sont pas curatifs de la syphilis, s'appuyant de la méthode anglaise, regardent la gonorrhée comme une maladie purement locale, un simple rhume du canal de l'urètre qu'il faut faire disparaître le plus rapidement possible. Pénétrés de ces idées, les malades sont disposés *à couper*, comme ils le disent, leur écoulement, par des mixtures, des opiats, des pilules toujours à base de copahu, ou des drastiques très-énergiques qu'on offre de toutes parts à leur inexpérience ; assez ordinairement l'écoulement s'arrête, mais peu de temps après, une rechute, souvent plus difficile à guérir que l'affection primitive, des chancres ou des bubons, viennent leur apprendre, mais trop tard, que la maladie était vénérienne, et qu'on ne doit pas suivre des conseils quelquefois basés sur de brillantes théories, et que repousse l'expérience des siècles, et les observations nombreuses des écrivains les plus célèbres.

En résumant ce que je viens de dire, je crois devoir établir ici pour règle invariable, sans crainte d'être démenti par les hommes éclairés et de bonne foi, que c'est soutenir une proposition fausse et absurde en bonne médecine, que de dire que *les écoulemens* par les parties de la génération ne sont *jamais vénériens*, et qu'on doit toujours chercher à les arrêter dans le début, sans s'inquiéter d'une infection générale, qui cependant en est le plus souvent le déplorable résultat.

DE LA GONORRHÉE CHEZ LES FEMMES.

Les femmes sont, comme les hommes, affectées de la gonorrhée; mais en général, l'inflammation est moins intense, et cette période n'est pas accompagnée des mêmes accidens, en raison de la différence dans la conformation des parties. Elle est d'ailleurs caractérisée par l'écoulement d'un fluide plus ou moins consistant et tachant le linge en vert, avec cuissons et chaleur en urinant. La maladie chez elles occupe le vagin, et ce n'est que très-rarement que le canal de l'urètre, très-court, et le méat urinaire deviennent le siége de l'inflammation. Les grandes et les petites lèvres et même le repli membraneux du clitoris, participent de l'inflammation; et, comme ces surfaces sont fortement irritées par le fluide âcre que fournit abondamment le vagin, surtout après quelques jours de l'invasion, les malades éprouvent des douleurs insupportables pour marcher ou pour rester long-temps assises.

Dans cette maladie, les femmes ressentent encore, par suite du gonflement et de la tuméfaction des parties, un sentiment douloureux de pesanteur vers l'utérus et les lombes, lequel se propage jusqu'au fondement; et il n'est pas rare même de voir survenir des abcès dans les grandes et petites lèvres, et des engorgemens glanduleux des aines, qui peuvent dégénérer en bubons.

Cependant, après un temps plus ou moins long, tous ces symptômes d'exacerbation inflammatoire changent d'aspect, les douleurs diminuent insensiblement, la matière de l'écoulement prend une teinte verte moins prononcée, et tous les phénomènes de la maladie suivent la même marche de décroissement que chez l'homme, surtout si dans le début on a employé un traitement rationnel ; car, s'il n'a été que palliatif, l'écoulement passe à l'état chronique, et peut devenir la source d'une infection générale.

Les femmes, nous devons le dire ici, s'abusent très-souvent sur ces sortes d'écoulemens dégénérés, et les mots *fleurs blanches*, qui s'emploient ordinairement pour les désigner, servent à masquer bien des désordres qui portent tôt ou tard des fruits amers, et qui sont des causes funestes de maladies que l'art ne peut ni expliquer ni guérir. Comme ces écoulemens chroniques ne déterminent que rarement de la douleur, elles vivent en paix et dans une profonde sécurité avec un ennemi d'autant plus dangereux, que semblable au reptile venimeux, il se cache sous les roses du plaisir, et que ce n'est que du moment où il a infecté ses victimes, qu'il n'est plus possible de méconnaître ses coups.

A Dieu ne plaise que nous accusions la chasteté du sexe en général, et nous savons par expérience qu'une foule de causes peuvent déterminer les *fleurs blanches* : telles sont, les suites de couches, le coït immodéré, la masturbation, qui énerve toute l'économie, l'abus des débilitans, la vie sédentaire, le déplacement de l'utérus, les irrégularités des menstrues ; un tempérament lymphatique, etc. ; mais nous le répétons, la source la plus ordinaire des écoulemens est le résultat d'une cohabitation impure, souvent oubliée ou qu'on cherche à se dissimuler ; d'une gonorrhée primitive, négligée ou mal guérie ; et toutes les fois que la cause de cette affection n'est pas palpable et évidente, que la matière excrétée n'est pas limpide, incolore et que les taches du linge ne s'enlèvent pas par le frottement sans laisser de traces, comme le ferait du lait, on doit concevoir des inquiétudes, et s'empresser de faire un traitement curatif, qui ne peut jamais être nuisible *s'il est végétal*, comme celui que nous allons indiquer, et qui détruit à jamais le germe d'une affection aussi dangereuse.

Remarquons, en terminant cet article, que les écoulemens *non vénériens, anciens et récens*, et ils sont très-rares ; que les *fleurs blanches* plus ou moins âcres et colorées, particulièrement à l'époque des règles, peuvent se communiquer, et déterminer chez l'homme une irritation assez forte pour donner naissance à une gonorrhée de l'urètre ou du gland ; mais que dans ce cas la femme qui en est affectée *ne peut donner qu'un écoulement, et jamais de chancres ni de poulains.* C'est là l'unique différence tranchée qui existe entre les deux espèces de blennorrhagies; mais, si nous devions cette explication à la vérité et aux observations peu nombreuses fournies par la pratique, nous devons ajouter également que les caractères en sont tellement fugitifs et environnés de tant de causes d'erreurs, qu'ils ne peuvent inspirer que peu de sécurité ; et que le médecin le plus habile à juger ces sortes de matières, serait dans beaucoup de cas très-embarrassé pour prononcer si l'écoulement est *vénérien* ou *non.*

La nature, les symptômes et la marche de la gonorrhée dans les deux sexes étant connus, nous allons passer aux moyens généraux à employer, nous réservant d'indiquer aux malades le mode d'administration *du traitement végétal,* ce qui évitera des redites inutiles qui répandent souvent de la confusion dans un objet aussi important, et dans lequel on doit être positif.

TRAITEMENT GÉNÉRAL DE LA GONORRHÉE POUR LES DEUX SEXES.

Du moment où le malade s'apercevra de chaleur et de cuissons en urinant, d'irritation aux parties génitales, et surtout de suintement plus ou moins abondant, il doit sans plus tarder se mettre à l'usage des boissons délayantes et mucilagineuses. Les sirops d'orgeat, de gomme ou de guimauve étendus d'eau, sont très-favorables, surtout dans les saisons tempérées de l'année. L'infusion de racine de réglisse ou l'eau miellée peuvent également remplacer ces différens sirops, et sont d'un prix moins élevé. On parvient ordinairement, en buvant abondamment de ces boissons, à étendre beaucoup les urines, à diminuer leur âcreté, et enfin à atténuer les dispositions inflammatoires. Les boissons acides, comme la limonade, le sirop de vinaigre, ne conviennent pas en général dans le début de la maladie. Les adoucissans sont préférables.

Il faut tenir le ventre libre à l'aide de quelques lavemens, si cela est possible, faits avec la graine de lin ou l'eau de son, prendre deux ou trois bains tièdes par semaine, supporter les bourses dans le jour à l'aide d'un suspensoir bien fait, ni trop lâche, ni trop étroit. Cette recommandation s'applique particulièrement aux hommes qui par état sont forcés de faire de longues courses, de monter à cheval ou de se livrer à des travaux pénibles. Matin et soir, au moins, on prendra des bains locaux de 10 à 15 minutes, soit avec une décoction de guimauve, du lait coupé, ou à défaut, d'eau simple, toujours à une douce température, tant pour la propreté de la partie que pour calmer l'état inflammatoire. Il faut dans cette maladie éviter le plus possible le réfroidissement toujours nuisible de la verge et la tenir enveloppée de linge fin usé ou de charpie mollette, ce qui d'ailleurs s'oppose au frottement contre les vêtemens qui peut irriter. Les femmes feront des injections émollientes dans le vagin avec une seringue à canon recourbé, terminé par un bouton en olive, percé de petits trous; elle se nomme *seringue de propreté*. Cette pratique n'est pas toujours favorable chez les hommes.

Si, dans quelques cas rares, ces moyens ne suffisaient pas, que l'inflammation fît des progrès en gagnant du terrain vers la vessie et que la *chaude-pisse* vînt à se corder enfin, il faudrait avoir recours aux sangsues appliquées au périnée, aux cataplasmes émolliens, aux bains de siége; on est souvent forcé d'administrer le camphre et les opiacées pour diminuer l'intensité de la douleur et les érections fréquentes de la nuit.

Pendant tout le temps de la période inflammatoire, qui se prolonge assez ordinairement au 15 ou 20ᵉ jour, quelquefois beaucoup plus tardivement, suivant que la gonorrhée aura été plus ou moins vive, le malade doit suivre un régime très-doux, éviter le vin pur, le café, les liqueurs fermentées, la bière, les ragoûts, la charcuterie, la salade, et généralement tous les alimens âcres et échauffans. Il doit vivre autant que possible de potages gras ou maigres peu salés, de viandes bouillies ou roties, d'herbages, laitages, fruits cuits ou très-mûrs et autres alimens du même genre. On doit encore s'abstenir du coït, de la masturbation, ainsi que de la danse, de la course rapide, de l'équitation, des armes ; en un mot de tout ce qui peut déterminer l'irritation des organes génitaux.

Les personnes qui ne pourraient pas se dispenser de prendre du vin le tremperont toujours beaucoup.

A partir de l'invasion de la maladie jusqu'à la fin de la période de décroissement, ce qui peut durer quatre ou cinq semaines, on fera usage *du traitement végétal*, avec les modifications que nous jugerons convenables d'indiquer.

Le malade parvenu au quinzième jour, et si un mieux très-sensible se fait remarquer, peut diminuer la masse de boisson, afin de ne pas trop débiliter. Le régime sera déjà à la troisième ou quatrième semaine un peu moins rigoureux ; mais cela est subordonné à la marche de la maladie. Arrivé au terme du traitement, si l'écoulement persiste, ce qui est le plus ordinaire, mais limpide et sans teinte, on doit chercher à l'arrêter, autrement on s'exposerait à voir passer l'affection à l'état chronique, et par suite devenir rebelle et très-difficile à supprimer, surtout chez les femmes.

Pour arriver à ce but, et pour *couper* la gonorrhée, suivant l'expression vulgaire, on se mettra à l'usage d'un *électuaire astringent*, qui produit l'effet desiré assez rapidement, si le traitement neutralisant a été fait avec soin et pendant le temps prescrit.

Quelquefois, et pour tarir entièrement l'écoulement, il faut avoir recours à des injections astringentes. Mais ce moyen, bon en lui-même, ne doit jamais s'employer qu'avec beaucoup de prudence et de ménagement. Chez les femmes, il est rare qu'on puisse arrêter l'écoulement sans recourir à ce moyen, qui, dans ce cas, n'a jamais d'inconvéniens s'il est administré convenablement.

Si d'après tout ce qui a été dit précédemment, il faut, comme on a dû le remarquer, toute la sagacité d'un médecin éclairé pour traiter convenablement la gonorrhée, pour en déterminer la nature, ce qui devient souvent très-épineux, pour en calculer toutes les chances, et en éloigner ou prévenir les complications que nous indiquerons plus loin, que doit-on penser de ces *prétendus spécifiques* annoncés avec tant de bruit et d'emphase depuis quelque temps, par des hommes pour ainsi dire étrangers à l'art, et qui se sont tout-à-coup trouvés possesseurs d'un remède propre à guérir radicalement, en cinq ou six jours, sans tisanes, ou du moins sans boissons analogues, sans régime, une maladie dont la durée est ordinairement de vingt-cinq à trente jours et plus, dont la première période offre presque toujours un caractère d'inflammation, contre laquelle viennent souvent échouer les antiphlogistiques les plus puissans, et dont il faut enfin suivre les phases avec le plus grand soin pour diriger le traitement d'une manière rationnelle.

Nous laissons les auteurs de cette nouvelle panacée *à base de baume de copahu,* diversement modifiée, répondre à ces questions, et nous nous bornons à faire observer encore ici, car on ne peut trop le répéter, pour mettre les malades à même d'éviter un piége grossier qu'on cherche à couvrir du vain prétexte d'une prompte guérison, *qu'arrêter ou supprimer les écoulemens dans le début de la maladie, ce n'est pas détruire le vice syphilitique qu'ils reconnaissent presque toujours pour principe*; et que cette médication irréfléchie tend au contraire à le refouler et à le répercuter sur d'autres parties souvent essentielles à la vie; de sorte que les personnes assez faibles pour suivre un traitement aussi peu médical, s'exposent bénévolement à une infection générale, dont les conséquences peuvent devenir funestes, et se propager jusque chez leurs enfans, tristes victimes de leur imprudence.

DE LA GONORRHÉE BATARDE OU BLENNORRHAGIE DU GLAND.

Elle est caractérisée par la sécrétion, entre le gland et le prépuce, d'un fluide puriforme absolument semblable à celui que donne le canal de l'urètre dans la blennorrhagie. Cette matière est le résultat de l'inflammation de la membrane muqueuse qui tapisse la face interne du prépuce et qui se réfléchit sur le gland.

Cette affection, qui reconnaît pour principe un coït impur, un phymosis naturel ou la malpropreté des personnes qui ne découvrent jamais le gland pour le nettoyer de l'humeur sébacée qui s'amasse à sa surface ou derrière la couronne, est susceptible de devenir très-inflammatoire et de produire des accidens graves.

La gonorrhée bâtarde exige à peu près le même traitement que dans les autres cas d'écoulemens inflammatoires, et de plus des lotions fréquentes avec la décoction de guimauve tiède, des injections entre le gland et le prépuce pour faire cesser l'irritation chez les personnes qui ne découvrent pas.

Il n'est pas rare de voir dans cette maladie des excoriations plus ou moins profondes se former à la base du gland et même à la surface de cet organe, lesquelles dégénèrent en véritables ulcérations, surtout s'il est impossible de débarrasser l'intérieur de la partie de la matière sécrétée par la membrane muqueuse du prépuce.

On doit, dans tous les cas où on a des motifs de croire à l'infection syphilitique, et il y a peu d'exceptions, recourir de suite au traitement végétal pour neutraliser le vice, et s'opposer à l'infection générale qui pourrait avoir lieu par absorption du virus, surtout quand il y a excoriation et ulcération.

Si l'anus et le rectum devenaient le siége de la gonorrhée, maladie souvent très-grave et très-rebelle, il faudrait suivre la marche indiquée ci-dessus, insister sur les bains de siége, les lavemens émolliens, les sangsues au périnée ou à la marge de l'anus si l'inflammation était considérable, et enduire les parties excoriées par l'action de la matière gonorrhoïque, avec le cérat blanc ou le populeum.

OPHTHALMIE GONORRHOÏQUE.

Nous voyons très-fréquemment, dans notre pratique, des ophthalmies graves déterminées par la métastase de l'écoulement vénérien. Dans cette circonstance très-fâcheuse, qu'une foule de causes peut déterminer, mais qui tient le plus ordinairement à la suppression intempestive de la gonorrhée par les *remèdes dangereux* que nous avons signalés plus haut, la conjonctive du globe

et des paupières devient le siége d'une inflammation très-considérable, poussée souvent jusqu'au chemosis; le malade peut à
peine, dans ce cas, supporter la lumière, un fluide âcre et brû-
lant, d'un jaune verdâtre analogue à celui qu'on remarquait aux
parties génitales s'échappe abondamment des paupières, qu'il est
presque impossible d'ouvrir, et vient sillonner les parties qu'il
touche et les corroder.

En très-peu de temps, le bourrelet, d'un rouge cuivré, que
forme la conjonctive fortement injectée de sang, couvre une
grande partie de la cornée transparente, bientôt après tout le
globe devient le foyer de l'inflammation, d'où résultent l'hypo-
pion, l'ulcération, l'abcès et la fonte de l'œil, si l'on ne parvient
pas à combattre les progrès de cette terrible affection, qui ne pro-
vient souvent que des mauvais conseils donnés par l'ignorance et
le charlatanisme.

La marche de l'ophthalmie gonorrhoïque étant très-rapide, on
doit la combattre également par une médication très-active; ainsi:
dans le début du traitement saignée générale, sangsues à l'anus si
l'inflammation persiste, rarement près des yeux, bains de pieds
sinapismés, vésicatoire au cou, excision même de la conjonctive
pour en évacuer le sang, lotions émollientes et anodines sur les
organes affectés, boissons délayantes; tenir le ventre libre par des
lavemens et quelques légers minoratifs; lorsque l'inflammation
sera tombée, diète absolue ou du moins régime très-doux; faire
éviter la lumière vive au malade; mais, chose importante, chercher par tous les moyens possibles à rappeler la gonorrhée sur les
parties sexuelles, même en introduisant à l'entrée du canal de
l'urètre, chez l'homme, une bougie, ou dans le vagin une petite
éponge, chargés de quelques gouttes de la matière fournie par les
paupières.

Du moment où l'impression de la lumière sera moins pénible,
que la conjonctive sera moins tuméfiée, en un mot qu'on sera
parvenu à maîtriser la période inflammatoire, il sera convenable
d'employer un collyre légèrement tonique, pour rappeler cette
membrane à son premier état, et dissiper la rougeur et le gonflement, qui persistent encore assez long-temps. Je n'ai pas besoin

de faire remarquer ici que le traitement anti-vénérien végétal doit être employé dans ce cas, puisque la maladie que nous venons de décrire est une preuve que l'affection primitive était syphilitique.

DE LA CHAUDE-PISSE TOMBÉE DANS LES BOURSES,

OU TESTICULE VÉNÉRIEN.

A la suite de la suppression de l'écoulement gonorrhoïque, un des testicules et quelquefois les deux à la fois, deviennent le siége de l'inflammation. Dans cet accident fâcheux, qui prend sa source dans quelques écarts de régime, un coït imprudent, la masturbation, les exercices violens et plus souvent encore les *remèdes intempestivement employés* pour arrêter l'écoulement dans le début de la maladie, l'organe affecté devient très-douloureux et acquiert assez rapidement un volume triple ou quadruple de celui qu'il avait primitivement; les douleurs se propagent dans les cordons spermatiques et dans les lombes, par suite du poids inusité du testicule, la peau qui le recouvre est rouge, fortement distendue, luisante et comme collée à sa surface: en un mot l'inflammation est portée au degré le plus intense, d'où résultent des souffrances atroces que le malade augmente encore, lorsqu'il est forcé de se livrer à des travaux pénibles et de rester dans l'état de station.

Il faut combattre cette affection grave qui quelquefois entraîne la fonte d'un testicule, par les saignées générales, l'application répétée des sangsues au périnée, à la racine de la verge et même sur le trajet du cordon spermatique très-souvent engorgé. Les cataplasmes émolliens et anodins, les bains généraux et de siége, les boissons délayantes, un régime sévère et notre traitement anti-vénérien. Du reste, repos absolu si cela est possible, ou du moins faire porter au malade un suspensoir pour soulager le cordon du poids du testicule et s'opposer aux tiraillemens sur cette partie très-sensible. Du moment où l'inflammation sera calmée, on emploiera des topiques astringens ou résolutifs sur l'organe affecté, afin de le faire revenir à son volume primitif. Les farines résolutives en cataplasmes, la boue de meule délayée avec du

vinaigre froid, conviennent beaucoup dans ce cas, mais seulement
à la fin de la maladie.

2° DES CHANCRES VÉNÉRIENS.

Les ulcères vénériens, qu'on nomme *chancres* parce qu'ils sont
souvent douloureux et qu'ils ont généralement le caractère rongeur, se développent sur la peau des parties génitales et sur toutes
les surfaces revêtues des membranes muqueuses ; et, comme ils
peuvent être la suite de *l'application immédiate* du virus sur ces
mêmes parties ou résulter d'une infection générale, on les divise
en *chancres primitifs* et en *chancres consécutifs ou secondaires*.

CHANCRES PRIMITIFS.

Ces chancres paraissent le plus ordinairement du troisième au
sixième jour après le coït, les baisers lascifs ou les attouchemens
impurs, on en voit rarement survenir dans le jour même.

Ils occupent généralement le gland, le prépuce, les grandes et
petites lèvres, la fourchette, l'entrée du vagin, quelquefois la
peau de la verge, des bourses, le pourtour de l'anus, la bouche,
la langue, le mamelon et beaucoup d'autres parties, si le virus a
été déposé sur leur surface.

Les chancres de ce genre s'annoncent habituellement par des
petits boutons rougeâtres ou phlyctenoïdes, accompagnés de
prurit, qui blanchissent rapidement et laissent échapper un fluide
peu coloré, transparent, très-âcre, lequel en peu de temps devient puriforme. Le centre de ces boutons se creuse, les parties
environnantes s'engorgent, les bords durcissent, restent rouges,
frangés et coupés perpendiculairement, pendant que leur fond,
plus ou moins étendu en surface, est d'un blanc terne ou cendré.

Quelquefois au lieu de boutons primitifs on ne remarque dans
les premiers jours que de simples excoriations, qui dégénèrent
bientôt en véritables chancres. Dans le cas où les chancres sont
indolens, ils ne déterminent que peu ou point de douleur ; mais
du moment où ils sont inflammatoires, au contraire, la douleur

est très-vive, le gonflement souvent très-considérable. C'est de ces circonstances réunies et poussées à un degré éminent, que naissent les complications du phymosis et du paraphymosis, lorsque ces chancres occupent la couronne du gland, le prépuce ou le gland lui-même. Nous en parlerons.

Les chancres diffèrent encore entre eux par leur marche et la rapidité de leur développement. Quelquefois ils sont tellement stationnaires qu'on est forcé de les stimuler vers la fin du traitement pour déterminer leur cicatrisation ; mais souvent ils prennent un caractère rongeur si remarquable qu'ils détruisent très-rapidement les parties ; soit en s'étendant en surface, soit en creusant ou en perforant les membranes sur lesquelles le virus a été déposé et absorbé. C'est particulièrement au frein du gland qu'on voit ce phénomène. Enfin, sous le rapport de la forme, les chancres primitifs sont ordinairement arrondis ou ovalaires ; mais on en voit de malins ou serpigineux dont les bords sont frangés et très-irrégulièrement découpés, et gagnant du terrain d'un côté pendant qu'ils se cicatrisent du côté opposé. Dans ce cas ils sont très-dangereux.

On doit en général considérer avec soin dans le traitement des chancres, les divers phénomènes que nous venons de décrire, autrement on courrait infailliblement la chance d'augmenter les accidens, en faisant passer un chancre simple, dont la guérison est assez rapide, à l'état inflammatoire, et de le rendre *rongeur*, de *bénin* qu'il était dans le principe. C'est ce qui arrive, par exemple, lorsqu'on panse les chancres dans le début avec des onguens irritans, dans lesquels on a coutume d'ajouter du *précipité rouge*, du *mercure doux*, etc., ou qu'on les cautérise intempestivement avec le nitrate d'argent, le vitriol, la cendre de tabac. etc. Nous voyons très-souvent le *phymosis* et le *paraphymosis* résulter de cette médication irréfléchie.

Si les chancres sont bénins, on peut se contenter de bains locaux d'eau tiède pour nettoyer les parties affectées, et de les panser avec le cérat blanc ou une pommade émolliente du même genre ; si au contraire ils sont inflammatoires, rongeurs et douloureux, il faut employer fréquemment dans le jour la décoction

tiède de guimauve et de têtes de pavôts, le lait à la même température ; prescrire quelques boissons delayantes, des grands bains,
et un régime sévère comme dans la gonorrhée, et panser l'ulcération , en employant toujours des plumasseaux de *charpie très-
fine de linge usé* qu'on imbibera de décoction de guimauve.

Quand, vers la fin du traitement, les chancres restent stationnaires, que les chairs sont fongueuses et saignantes, il faut les ani-
mer légèrement avec une liqueur styptique, et même les toucher
avec la pierre, mais toujours avec ménagement; car, en déter-
minant la cicatrisation des ulcères vénériens trop tôt, et avant que
le virus soit saturé par le traitement interne, on les voit se rou-
vrir peu de temps après, surtout si le point affecté est engorgé,
ou l'on risque la résorption du vice syphilitique, d'où résultent des
bubons aux aines et plus tard la vérole confirmée.

L'usage *du traitement végétal*, qu'on peut commencer dans
le premier temps de l'invasion, et qui a le grand avantage de calmer l'inflammation au lieu de l'exaspérer, comme le font les *mercuriaux*, est le moyen infaillible de guérir radicalement les chancres de toute nature. Les résultats ne s'en font pas attendre plus
de 5 ou 6 semaines et rarement 8 dans les chancres malins.

DU PHYMOSIS VÉNÉRIEN.

Le phymosis consiste dans un étranglement du prépuce au-devant du gland, de sorte que ce repli membraneux ne peut plus
glisser derrière la couronne, et que la tête de la verge reste toujours couverte. Cette affection dérive le plus ordinairement de la
gonorrhée bâtarde avec excoriations du prépuce, ou de chancres
inflammatoires et rongeurs.

Lorsque le phymosis est inflammatoire, ce qui se reconnaît à la
rougeur, au gonflement du gland et aux douleurs que le malade
éprouve lorsqu'il veut chercher à découvrir la tête du membre
viril, sur lequel la peau reste pour ainsi dire collée, il faut combattre cet accident très-fâcheux par les sangsues à la racine de la
verge, les bains généraux et locaux, les fomentations émollientes,

les injections de la même nature entre le gland et le prépuce, pour entraîner la matière de la suppuration qui est très-abondante, par les cataplasmes, et enfin employer tous les moyens propres à calmer l'irritation ; mais, si l'inflammation persiste et que l'étranglement soit assez considérable pour faire redouter la gangrène, ce qui n'est pas rare, on ne doit pas balancer à pratiquer le *débridement* de la partie, ce qui fait disparaître tous les accidens et donne la facilité de faire le pansement régulier des chancres, premiers moteurs du phymosis.

On doit peu s'inquiéter, en général, du phymosis indolent, caractérisé par l'absence de tous phénomènes inflammatoires, et qui tient à l'infiltration du prépuce par un fluide aqueux, dont la résolution s'opère souvent naturellement. Du reste, si la tumeur, qui quelquefois est dure et rénitente et plus souvent molle et demi-transparente, restait trop long-temps stationnaire, on parviendrait facilement à imprimer l'énergie convenable aux absorbans, en employant des bains locaux froids ou des lotions astringentes graduées dans leur énergie.

DU PARAPHYMOSIS.

C'est une complication absolument contraire à celle du phymosis, et qui consiste dans l'étranglement du gland par le prépuce porté derrière cet organe, sans qu'il soit possible de le faire revenir dans son état primitif pour lui servir de fourreau.

Cet accident devient souvent très-grave, surtout lorsqu'il existe des chancres profonds, douloureux et malins. Dans ce cas l'inflammation augmente rapidement, le gland, cerné par l'ulcération, se gonfle fortement par suite de l'étranglement qui s'oppose à la circulation ; et le danger devient tellement imminent, que, si, après quelques tentatives pour ramener le prépuce en avant, et l'emploi des émolliens, des bains et des cataplasmes, on ne parvenait pas à la réduction du paraphymosis, il faut sans plus tarder procéder au *débridement*, unique moyen d'éloigner toutes les inquiétudes qu'inspire cette fâcheuse affection.

Il existe des paraphymosis indolens, sans douleur ni change-

ment de couleur à la peau, et qui sont formés par une collection
d'eau dans le tissu cellulaire du prépuce.

Comprimer la tumeur dans tous les sens pour dissiper l'infiltration, et ramener le prépuce dans sa position naturelle, tels
sont, avec l'emploi des bains locaux astringens, les moyens à
employer dans les cas de paraphymosis indolens, qui sont souvent
longs à résoudre, et qu'on observe assez souvent dans les gonorrhées du canal de l'urètre.

DES ULCÈRES VÉNÉRIENS CONSÉCUTIFS.

Ces chancres résultent le plus ordinairement d'une maladie vénérienne négligée ou mal guérie, des gonorrhées arrêtées sans
traitement préalable, ou de ces ulcérations primitives cautérisées
intempestivement; de sorte que le virus resorbé et porté dans le
torrent de la circulation, vient attaquer les organes, du centre à la
circonférence, et produire ces désorganisations rapides que souvent tous les secours de la médecine peuvent difficilement arrêter
dans leur marche destructive, tant le vice a de malignité et
d'énergie.

Les ulcères consécutifs se montrent à la gorge, à la bouche,
au nez et aux fosses nazales, au rectum, aux parties génitales, etc.

1° *Chancres consécutifs de la bouche et de la gorge.* Ils ont leur
siége aux lèvres, aux joues, aux gencives, à la langue; ils attaquent la membrane palatine et sa voûte, le voile du palais et ses
piliers, la luette, très-souvent les amygdales, et quelquefois ils
se propagent au pharynx et même au larynx. Ils peuvent d'ailleurs
carier tous les os qui avoisinent ces organes.

Ces ulcérations à bords rouges engorgés, et presque toujours
accompagnés d'une circonférence érysipelateuse, coupés net et
perpendiculairement, offrent un fond d'un gris terne, rendant un
mucus âcre d'une grande viscosité; et, comme ils sont en général
peu douloureux dans le commencement, le malade, trompé par
cette marche occulte, laisse aux chancres de ces parties le temps
de faire des progrès, qui bientôt deviennent assez graves pour
donner l'alarme et faire recourir aux conseils du médecin.

Si les chancres consécutifs de la bouche ou de la gorge sont peu inflammatoires, ils restent alors assez long-temps stationnaires pour faire espérer un prompt résultat du *traitement végétal;* mais, si, au contraire, ils sont douloureux et rongeurs, et que le malade ne se soit présenté que tardivement, ils marchent dans ce cas avec une rapidité incroyable, et détruisent des surfaces considérables avant que le remède soit parvenu à maîtriser la force du virus.

2° *Chancres consécutifs du nez et des fosses nazales.* Ils attaquent toutes les parties de cet organe, mais particulièrement les ailes du nez, les lobes, la cloison des fosses nazales, la voûte, les cornets et quelquefois le plancher. Ils sont indolens ou rongeurs; et, dans ce dernier cas, ils désorganisent rapidement les parties sur lesquelles ils se sont développés, et établissent un passage d'une narine à l'autre ou du nez dans la bouche en cariant les os. Après un semblable délabrement, on est obligé de porter un *obturateur,* pour s'opposer au passage des alimens dans les narines. On voit encore assez ordinairement ces chancres détruire et carier les os propres du nez et ronger tellement cet organe, qu'on est forcé, après la guérison, de porter un faux nez pour masquer cette hydeuse difformité.

Placés souvent à une assez grande profondeur, les ulcérations des fosses nazales fournissent dans les premiers temps peu de mucosité; mais au fur et à mesure qu'ils s'étendent, la matière puriforme devient plus abondante, et contracte bientôt une odeur nauséabonde, suite de la carie des os qui concourent à la formation de l'organe olfactif.

3° *Chancres consécutifs de l'intérieur du rectum et du vagin.* Les chancres du rectum, suites de la plus honteuse dépravation, peuvent être primitifs ou consécutifs, suivant qu'ils résultent du premier contact ou d'un vice devenu constitutionnel; il en est de même pour le vagin. Ces ulcérations, situées quelquefois très-profondément, se cachent à l'investigation et produisent souvent des ravages considérables avant de fixer l'attention sur la cause du mal. Les chancres rongeurs et douolureux du rectum et du vagin sont d'autant plus dangereux, qu'ils sont susceptibles de perforer les parois de ces organes membraneux, et d'ouvrir des communications avec les parties qui les avoisinent ; d'où résultent des fistules presque toujours incurables, de sorte que chez les femmes, par exemple, la fistule *recto-vaginale* permet aux matières fécales de s'échapper par le vagin, infirmité dégoûtante, pour laquelle elles sont forcées de tamponner ce canal pour s'opposer à l'écoulement des matières.

Le traitement des chancres consécutifs qui affectent la bouche, la gorge, le nez et les fosses nazales, le rectum et le vagin, est à peu près uniforme, seulement on doit toujours considérer leur degré d'inflammation, et la force d'activité qui les anime.

Dans le cas de malignité, et lorsqu'ils sont très-douloureux, il faut tendre à calmer l'inflammation par des boissons délayantes, des gargarismes, des fumigations, des bains, des injections émollientes, suivant les parties affectées, et des pansemens méthodiques ; mais il est pour le moins aussi important de commencer de suite *le traitement végétal* neutralisant, car on ne peut trop se hâter, dans une maladie aussi grave, de chercher à maîtriser le principe destructeur, ce à quoi on ne parvient pas toujours, malgré la méthode la plus rationnelle, parce que le remède n'arrive pas assez rapidement sur les parties menacées de destruction. Dans cette circonstance périlleuse où des organes importans, tels que le voile du palais, sa voûte, le nez, peuvent courir de grands dangers et éprouver une désorganisation irréparable, il ne faut pas balancer à cautériser les chancres qu'on peut atteindre avec la pierre infernale, qui en borne ordinairement les progrès.

On doit se contenter, pour les chancres consécutifs bénins des mêmes parties, et ceux qui se développent aux parties génitales, de les tenir propres et de les panser régulièrement avec des topiques doux, tout en faisant suivre le traitement interne approprié.

3° DES PUSTULES VÉNÉRIENNES.

On divise les pustules vénériennes en primitives et en consécutives :

1° *Les pustules primitives ou humides*, qu'on ne voit généralement que sur la peau de la verge, les bourses, le gland, le

pourtour de l'anus, à la face interne des grandes lèvres, au ma-
mielon des femmes qui nourrissent des enfans vérolés, sont des
tumeurs larges, plates, généralement arrondies et secrétant un
fluide muqueux d'une odeur *sui generis* très-remarquable, ce qui
leur a fait donner l'épithète d'*humides*. Elles se développent ordinairement du premier au sixième jour, quelquefois plus tardivement,
et sont toujours le résultat de l'application immédiate du virus
sur les parties qui en sont attaquées.

Aussitôt qu'on voit paraître ces pustules, il faut mettre le malade
à l'usage du traitement anti-vénérien, et les panser avec du cérat.
Ces petites tumeurs sont rarement douloureuses et inflammatoires; si cependant cela arrivait, des bains généraux et locaux et
quelques cataplasmes émolliens calmeraient rapidement l'irritation.

2° *Pustules consécutives.* Ce sont de petites saillies plus ou moins
nombreuses qui peuvent occuper toutes les régions de la peau,
mais particulièrement les parties habituellement recouvertes par
les vêtemens. Cependant on en voit à la figure, sur le cuir che-
velu et au-dedans des mains. Elles sont généralement caracté-
sées par une couleur brune, cuivrée, très-remarquable, et qui persiste même après la cure de la maladie. D'ailleurs ces pustules
sont croûteuses, squameuses et quelquefois ulcérées, mais rarement inflammatoires, à moins qu'elles n'existent sur des parties
exposées au frottement, ce qu'on fait disparaître en employant
les moyens indiqués pour les pustules humides. Du reste, même
traitement interne qu'il faut continuer long-temps après leur dis-
parition, attendu qu'elles dépendent toujours d'un ancien vice ré-
percuté.

4° DES BUBONS VÉNÉRIENS.

Les bubons consistent en un engorgement plus ou moins considérable des glandes lymphatiques sous-cutanées, des aines, des
aisselles, du cou, etc.; quelquefois c'est le tissu cellulaire seulement qui est engorgé.

Les bubons des aines, qu'on nomme vulgairement *poulains*,
parce qu'ils obligent le malade à marcher en écartant les jambes,

comme le font les jeunes chevaux dont la station n'est pas encore assurée, sont ordinairement *primitifs*, surtout lorsqu'ils sont inflammatoires.

Les tumeurs du même genre, au contraire, qu'on observe aux autres parties du corps, résultent fréquemment d'une syphilis confirmée. Dans ce cas on les nomme *consécutifs*. On voit cependant des bubons primitifs au cou, par suite de baisers lascifs avec une personne infectée ; aux aisselles, parce qu'un enfant vérolé a transmis le vice à la nourrice ; enfin sous la mâchoire du nourrisson, si le foyer virulent est au mamelon.

Les bubons primitifs aux aines ne paraissent ordinairement qu'après une gonorrhée ou des chancres, et quelquefois simultanément ; mais il n'est pas rare de voir ces engorgemens glanduleux *contractés d'emblée* sans avoir été nullement précédés de ces signes primitifs de vérole, parce que le virus absorbé sans déterminer d'irritation ni d'excoriation, est déposé dans les glandes inguinales qui se trouvent sur son passage.

C'est par le même mécanisme que l'on contracte la maladie vénérienne constitutionnelle, sans traces apparentes à l'extérieur.

Ces tumeurs sont inflammatoires ou indolentes.

Le bubon primitif et inflammatoire de l'aine, que nous prendrons pour exemple et qui se développe, presque toujours dans le mois qui suit la cohabitation impure, s'annonce par une petite tumeur fuyant ordinairement sous le doigt, et accompagnée, dans la pression, d'une légère sensibilité ; bientôt après, cette tumeur grossit, les parties environnantes s'engorgent, la peau, fortement distendue se colore en rouge. Le bubon acquiert en peu de temps un volume assez considérable, avec chaleur, élancemens, douleurs. La fièvre symptomatique accompagne souvent ces sortes de tumeurs, qui tendent dans ce cas à la suppuration. Lorsque le bubon prend cette voie, il se ramollit, la peau devient très-mince sur un point, prend la teinte violacée, et enfin, après des souffrances très-aiguës, le pus, long-temps retenu, s'échappe par une ou plusieurs ouvertures, ordinairement fort petites, ce qui fait cesser rapidement toutes les douleurs et l'irritation.

Les bubons indolens suppurent rarement, ne changent pas la

couleur de la peau, et deviennent, par le peu de force vitale qui les anime, très-longs à fondre et par conséquent à guérir.

Les bubons consécutifs sont très-souvent dans ce cas.

On doit chercher dans le début du traitement à faire *avorter l'inflammation* de tous les bubons en général, quand ils présentent ce caractère, et employer tous les moyens possibles de les amener à la résolution ; car c'est la terminaison la plus favorable, malgré l'opinion de beaucoup de praticiens.

On peut arriver à ce résultat par les applications répétées des sangsues sur la tumeur enflammée et douloureuse, les cataplasmes émolliens, les bains généraux, les boissons délayantes, un régime sévère et le repos, surtout pour les bubons de l'aine. Du moment où on est parvenu à faire cesser l'irritation, il faut appliquer sur le bubon un emplâtre fondant, propre à donner du ton aux absorbans et à faciliter la résolution. Si cependant, malgré l'emploi de tous ces moyens, le bubon tourne à la suppuration et qu'il soit démontré qu'on ne peut plus le faire dévier de sa route, il faut aider la nature par les maturatifs ; et, quand la tumeur est arrivée au point convenable, l'ouvrir suivant les règles de l'art. L'emploi du *caustique* nous paraît préférable à l'instrument, en ce qu'à l'aide de ce premier moyen on obtient une large ouverture, avec perte de substance, qui donne le temps aux parties environnantes de se dégorger avant le rapprochement des bords de la plaie.

Après l'ouverture des bubons inflammatoires, on les pansera avec un digestif plus ou moins animé, suivant la disposition de la plaie à la cicatrisation.

Dans tous les cas, il faut faire commencer de suite au malade le traitement général, et le continuer jusqu'à 'la guérison parfaite, qui peut se faire attendre deux ou trois mois et plus, surtout si le bubon est indolent.

5° DES RAGADES.

Ce sont des espèces de gerçures ou ulcérations plus ou moins profondes qui paraissent près de l'anus, à la face extérieure des grandes lèvres, aux pieds, entre les orteils, aux mains et sur quelques autres parties du corps, le plus ordinairement à la suite d'affections vénériennes confirmées.

Ces ulcérations sont quelquefois assez douloureuses et enflammées pour rendre pénibles la marche et les autres exercices du corps ; et, lorsqu'elles occupent l'anus, la sérosité très-âcre qu'elles rendent, corrode la peau et détermine souvent une grande irritation, surtout lorsque le malade est forcé de monter à cheval ou de rester long-temps assis.

Dans ce cas, il faut diminuer l'inflammation par des lotions émollientes très-fréquentes, panser avec le cérat simple les parties affectées, prendre des bains généraux, tenir le ventre libre par des lavemens, entretenir la plus grande propreté, et commencer de suite le traitement *anti-vénérien végétal*.

6° DES EXCROISSANCES

OU VÉGÉTATIONS SYPHILITIQUES.

On nomme ainsi de petites tumeurs plus ou moins nombreuses et d'un volume varié, qui reconnaissent presque toujours pour principe une infection générale, et dont le siége est le plus ordinairement sur le gland, le prépuce, à l'anus ; et chez les femmes, à la fourchette, sur la face interne des grandes lèvres, près du clitoris, etc.

Lorsque *les végétations* sont petites, on les désigne sous le nom de *verrues* et *porreaux* ; plus volumineuses et divisées en plusieurs lobes, ce sont des *choux-fleurs*. On en voit quelquefois de primitives aux parties génitales, et même sur la peau du bas-ventre, si la matière du virus y a été déposée ; mais le cas est très-rare.

Les excroissances qui sont formées par le développement d'un repli de la peau comme à l'anus, se nomment *condylomes ;* et *crêtes de coq*, lorsqu'elles sont frangées. Ces tumeurs souvent aplaties, sillonnées et ulcérées, rendent un fluide âcre et odorant. Du moment où des végétations se manifestent, il faut mettre le malade à l'usage du traitement végétal, et ne s'occuper d'elles que pour les tenir dans un grand état de propreté; car il ne faut pas cher-cher à les faire disparaître avant les derniers jours, attendu qu'on s'exposerait à les voir se reproduire après leur chute prématurée, le vice qui les a déterminées n'étant pas encore saturé.

Parvenu au terme du traitement, qui est de six semaines à deux mois et quelquefois plus, en raison de l'ancienneté de la maladie, il convient de détruire les végétations, si elles ne sont pas tombées d'elles-mêmes, ce qui arrive quelquefois. Les applica-tions stimulantes réussissent assez bien en général; mais le plus souvent il faut en venir à l'emploi des caustiques très-énergiques, à la ligature et à l'excision.

7° DES DOULEURS OSTÉOCOPES,

DES EXOSTOSES, NODUS, ET AUTRES ACCIDENS QUI DÉRIVENT

DE LA SYPHILIS CONFIRMÉE.

1° *Douleurs ostéocopes*. La syphilis confirmée, après avoir exercé ses ravages sur les diverses parties que nous venons d'indiquer, ou être restée, pour ainsi dire, inactive pendant un temps plus ou moins long, se porte sur les os, pénètre les cartilages et les tissus fibreux qui ont long-temps résisté à l'infection, et détermine des douleurs atroces et des gonflemens inflammatoires de ces or-ganes.

On doit observer pour le diagnostic de la maladie, que ces dou-leurs se font ressentir avec plus d'intensité la nuit, et que la cha-leur du lit paraît les exaspérer. Elles se fixent ordinairement sur les os des membres et de la poitrine; mais elles se déplacent quel-quefois assez rapidement pour se porter sur des organes essentiels à la vie.

2° *Les exostoses* ou gonflemens des os, affectent rarement ceux qui sont profondément situés, et pour ainsi dire enveloppés par les muscles et les autres tissus; aussi les observe-t-on particulièrement au crâne, au sternum, aux clavicules, aux os de l'avant-bras, à la face antérieure du tibia, et en général sur les surfaces os-seuses qui ne sont recouvertes que par la peau. Ces tumeurs sont ordinairement douloureuses, avec changement de couleur à la peau. Après le traitement, il arrive souvent que le gonflement osseux persiste, ce qui ne doit pas donner d'inquiétude, si on a acquis l'assurance que le virus a été parfaitement saturé.

3° *Les nodus* sont des tumeurs assez généralement peu volumineuses, qui se montrent sur les mêmes parties que les exostoses. Presque toujours accompagné de douleurs assez vives dans son développement, et sans changement sensible de couleur à la peau, le nodus s'enflamme souvent spontanément, et laisse apercevoir l'os dénudé et quelquefois carié, après l'écoulement de la matière qu'il contenait.

4° *Les tumeurs gommeuses* sont du même genre que le nodus, mais seulement beaucoup plus molles.

Elles affectent les mêmes parties, mais elles paraissent le plus ordinairement à la tête et près des articulations.

5° *La carie des os* est souvent le résultat funeste de la vérole confirmée, ainsi que nous avons été à même de le faire remarquer en parlant des chancres consécutifs de la bouche, du nez et des fosses nazales, des exostoses, etc. Il n'est pas rare de voir cette force désorganisatrice frapper de mort des surfaces osseuses assez étendues; attaquer le temporel, qui renferme l'oreille interne, d'où résulte la surdité, ou ronger les organes de la voix et conduire rapidement au tombeau les malheureux qui sont attaqués de cette maladie incurable. Enfin l'infection générale peut déterminer *l'alopécie* ou la chute des cheveux et des poils, des *céphalalgies* ou douleurs de tête insupportables, qui tiennent au développement d'exostoses dans l'épaisseur des os du crâne ou à l'inflammation des membranes qui enveloppent le cerveau, et se transformer comme le Prothée de la fable, sous mille formes trompeuses qui demandent de la part du médecin une grande sagacité pour en découvrir la cause, de profondes méditations et surtout un ardent desir d'être utile à l'humanité.

Le traitement des douleurs ostéocopes, des exostoses, nodus, etc., consiste dans l'administration sagement combinée *du traitement végétal anti-vénérien ;* mais dans ces cas graves, le malade doit le continuer beaucoup plus long-temps que dans les affections

primitiyes, parce que le virus occupant les os, les moyens médi-
caux n'arrivent que très-lentement et ne pénètrent que difficilement ces tissus.

Du reste, on combattra l'inflammation et la douleur par les an-
ti-phlogistiques déjà indiqués, et l'on pansera les parties affectées
avec des topiques appropriés.

DES MOYENS MÉDICAUX

EMPLOYÉS POUR GUÉRIR LA SYPHILIS OU VÉROLE, DEPUIS SON INVASION EN EUROPE JUSQU'A NOS JOURS.

Au moment de l'apparition de la syphilis en Europe, la cons-
ternation fut générale, et les accidens funestes qu'elle fit éclore
avec la rapidité de la foudre, et dont nous n'avons pas chargé le
tableau dans le courant de cet opuscule, remplirent d'épouvante
les nombreuses victimes qu'elle immolait à sa fureur, et dont elle
rongeait et détruisait impitoyablement les membres, la figure et
les parties génitales, ou chez lesquelles elle empoisonnait jusqu'au
principe de la vie. Les astrologues, dont la science, regardée à juste
titre comme absurde aujourd'hui, était très-révérée au 15e siècle,
attribuèrent ce fléau destructeur à l'influence des astres; les poètes,
à la colère des Dieux. Les médecins de l'époque, également ter-
rorifiés à l'aspect d'une maladie aussi cruelle, et dont les symptômes n'avaient aucune analogie avec ce qu'ils avaient observé
jusqu'à ce moment, s'avouaient en frémissant la faiblesse de leur
art, et cherchèrent long-temps, mais en vain, des armes assez for-
tes pour combattre un ennemi dont ils ne connaissaient ni la nature, ni l'origine.

Après une foule de tentatives inutiles et malheureusement fon-
dées sur des principes faux et erronés, Jacques Béranger, *de Carpy*
(dans le duché de Modène), essaya le premier l'emploi des *frictions mercurielles*, pour guérir la maladie vénérienne, et pendant
long-temps il en fit un secret.

Depuis trois siècles environ, *cette méthode redoutable* a été tantôt
préconisée avec enthousiasme, tantôt dénigrée avec acharnement

par les hommes de l'art, qui, à bien peu d'exceptions près, et
malgré tous les maux qu'elle a faits à l'humanité, la regardent
cependant encore aujourd'hui comme le seul moyen à employer
contre la vérole.

Pour éclairer les hommes par des faits incontestables, et les dé-
tourner de l'abyme que l'on creuse sous leurs pas, en employant
le mercure à l'état d'oxide dans le traitement de la syphilis, il suffira
je pense d'exposer simplement les effets pernicieux qui résultent
de son administration ; et je me persuade qu'après avoir lu cet ef-
frayant résultat, puisé dans les écrivains les plus illustres, les malades s'écrieront avec Fernel, profondément pénétré de son action délétère : « c'est être trop jaloux de la vie que de vouloir la
« conserver à ce prix ! »

Le mercure administré en friction, et c'est selon nous la méthode la plus funeste, détermine très souvent 1° le ptyalisme ou
salivation. Elle est quelquefois tellement considérable, qu'on a vu
des malades rendre en un jour 4, 6 et 8 livres de ce fluide, d'une
odeur *sui generis* et d'un goût cuivreux. Dans ce cas, toutes les parties de la bouche et les glandes du cou se gonflent considérable-
ment ; la langue, qui participe de l'engorgement et de l'inflammation, en augmentant de volume, dépasse bientôt les dents et
peut être blessée ou coupée dans les mouvemens de la mâchoire,
comme cela est arrivé quelquefois. Le malade affecté de salivation
mercurielle ne peut ni mâcher ni avaler et son haleine devient
fétide. Souvent les mâchoires restent serrées au point qu'on ne
peut rien introduire dans la bouche, et que le patient a de la peine
à articuler quelques sons ; 2° des ulcérations profondes et très-dou-
loureuses qui occupent toute la muqueuse buccale, la langue, le
palais, la gorge, les joues, etc. ; 3° le gonflement et le ramollissement des gencives, en sorte que les dents sont fortement ébran-
lées ou chassées des alvéoles ; 4° l'inflammation de l'estomac et
du canal intestinal, d'où résultent des vomissemens, des diarrhées
colliquatives ; 5° le tremblement mercuriel ; 6° des douleurs générales dans tous les tissus, dans les articulations, etc ; 7° l'affai-
blissement des facultés intellectuelles ; 8° le ramollissement des os,
la carie ; 9° des éruptions sur toute la surface du corps nommées

par les médecins anglais *lépre mercurielle* ; 10° la phthisie, le marasme et quelquefois la mort pour résultat de tant de souffrances.

Tous les effets déplorables, dont nous venons de donner la triste nomenclature, et à laquelle nous pourrions ajouter encore, furent observés et signalés par les médecins de bonne foi de toutes les époques ; mais la routine, ennemie de tout changement, de tout perfectionnement, étouffait leurs voix, paralysait leurs efforts ; et le mercure, ainsi modifié, quelquefois terrassé, plus souvent triomphant, a parcouru jusqu'à nous sa funeste carrière, encore entouré de l'auréole de gloire dont l'avaient orné ses aveugles panégyristes : tant le préjugé, l'habitude et l'esprit de système ont d'influence sur les hommes en général, et même souvent sur ceux que le savoir place au sommet de la science.

Cependant, ainsi que nous l'avons dit, les accidens consécutifs déterminés par le mercure en friction se multiplièrent rapidement, et l'on acquit enfin la triste certitude que le remède était pire que le mal qu'on voulait combattre. C'est à l'époque de cette crise que *les bois sudorifiques* furent apportés des Indes occidentales, et proposés comme un moyen précieux pour combattre la syphilis.

Ils furent accueillis avec transport ; les malades les reçurent comme un bienfait de la providence, et les effets salutaires qu'on leur vit produire firent rentrer l'espérance dans tous les cœurs. Le gaïac, qui fut nommé *bois saint*, et la salsepareille, amenèrent les résultats les plus heureux, et l'on entrevit enfin le but si ardemment desiré.

Un très-grand nombre de malades et beaucoup d'hommes marquans de l'époque furent guéris par l'administration de la décoction concentrée du gaïac, ce qui donna du relief à ce médicament. Parmi ces personnages, on remarque le célèbre *Enée Pio* de Ferrare, et *Ulrich de Hutten*, affecté depuis neuf ans d'une vérole des plus opiniâtres qui l'avait mis aux portes du tombeau et contre laquelle il avait employé onze fois, sans succès, les frictions mercurielles. L'empereur Charles-Quint lui-même fut débarrassé de la syphilis par l'usage de la *squine*. Enfin, *Nicolas Poll*, médecin de ce prince, dit positivement que 3000 malades désespérés furent simultanément guéris par l'usage du même moyen. Que fallait-il donc de plus pour faire proscrire à jamais le remède de Carpy, si douteux dans ses résultats, si dangereux par ses funestes effets? Il fallait de la bonne foi de la part des hommes chargés d'administrer les sudorifiques, apporter quelques modifications dans le régime beaucoup trop sévère dans les premiers temps, étudier avec soin les tempéramens des malades, chercher à arrêter la *falsification* que la cupidité faisait éprouver à ces précieux médicamens, devenus rares et d'un prix très-élevé; il fallait enfin un desir bien prononcé de renoncer à l'ancienn système, déjà fortement enraciné, pour profiter d'une aussi heureuse découverte qui promettait de sauver l'humanité: malheureusement on n'en fit rien. Le vent de la mode souffla, si je puis m'exprimer ainsi, sur les sudorifiques, et ils furent bientôt délaissés, ou tout au plus regardés comme pouvant servir seulement d'auxiliaires dans le traitement de la maladie vénérienne.

Frappés de tous ces inconvéniens graves, nous avons repris avec courage toutes les expériences qui avaient été faites sur l'administration des végétaux dans le traitement de la syphilis, et mettant à contribution non-seulement les bois exotiques, mais encore les plantes indigènes, nous avons été assez heureux dans nos recherches et nos travaux assidus, pour acquérir la certitude mathématique qu'on pouvait détruire radicalement le vice vénérien par des combinaisons végétales, sagement administrées suivant le tempérament des malades, leur degré d'irritabilité et la nature des symptômes.

Depuis trente-cinq ans, nos formules de traitement ont toujours été basées sur cette méthode, et toujours l'administration des végétaux a été couronnée du plus grand succès sur un nombre considérable de malades affectés de vérole récente ou invétérée, sans secousses, sans accidens consécutifs; et, si nous avions besoin de preuves puisées ailleurs que dans notre pratique particulière, pour corroborer ce que nous avançons, nous pourrions citer ici les nombreuses observations publiées depuis quelques années, particulièrement par les médecins anglais, qui ouvrent enfin les yeux après trois siècles de désolation.; observations qui prouvent jusqu'à l'évidence l'incontestable efficacité des végétaux anti-vénériens pour la guérison radicale de cette maladie.

Le traitement végétal est généralement fort simple : il s'administre sous la forme de tisane, de pilules, de poudre, en extrait ou en sirop, suivant la nature de la maladie, son ancienneté, etc.; mais, comme on est forcé de le modifier quelquefois, pour stimuler certaines fonctions naturelles qui peuvent, dans beaucoup de cas, aider d'une manière efficace l'action neutralisante des végétaux anti-vénériens, nous nous réservons d'en indiquer la marche dans nos ordonnances particulières, regardant en général comme plus dangereux qu'utiles tous ces formulaires qui terminent beaucoup d'ouvrages, et qui sont plus embarrassans pour le malade, que propres à le guider dans le choix qu'il doit faire.

FIN.

TABLE DES SOMMAIRES.

FIN DE LA TABLE.

9 782019 249434